AF381355

RETROUVER L'ÉQUILIBRE GRÂCE À LA SOPHROLOGIE

Techniques pour se détendre et atteindre le bien-être

Par Vera Smayan
Sous la direction de Céline Faidherbe

50MINUTES.fr

RETROUVER L'ÉQUILIBRE GRÂCE À LA SOPHROLOGIE

TECHNIQUES POUR SE DÉTENDRE ET ATTEINDRE LE BIEN-ÊTRE

- **Problématique ?** Méthode psychocorporelle issue du mélange de techniques occidentales et orientales visant au rééquilibre du rapport corps-esprit par le biais du renforcement de la conscience et du développement du potentiel personnel, la sophrologie ne cesse de faire des adeptes. Comment mieux connaître cette pratique et comment l'utiliser dans la vie de tous les jours à des fins thérapeutiques ou de développement personnel ?
- **Objectif ?** Cet ouvrage vous aidera à comprendre les notions de base de la sophrologie et vous indiquera quelques exercices simples à réaliser chez soi, que ce soit pour prévenir/guérir les deux malaises très fréquents que sont le stress et les troubles du sommeil ou,

plus simplement, pour mieux connaître son propre corps, se détendre et retrouver un état de bien-être général.

- **FAQ**
  - <u>Est-ce que la sophrologie est la même chose que l'hypnose ?</u>
  - <u>Est-ce que la sophrologie est équivalente à la méditation, au yoga ou à la psychanalyse ?</u>
  - <u>Est-ce que l'on peut pratiquer la sophrologie sans l'aide d'un sophrologue ?</u>
  - <u>Qui peut pratiquer la sophrologie et comment ?</u>
  - <u>Combien de temps peut durer un parcours sophrologique ?</u>
  - <u>Comment se déroule un parcours sophrologique ?</u>
  - <u>Comment devient-on sophrologue caycédien ?</u>

La sophrologie, néologisme composé de trois racines venant du grec ancien (*sos* qui signifie « harmonie », *phron* qui renvoie à l'esprit et à la sagesse, et *logos* qui signifie « discours, étude »), est une méthode mise au point à partir des années 1960 par le neuropsychiatre colombien Alfonso Caycedo (né en 1932) en collaboration avec une équipe de médecins et de scientifiques. Elle est le résultat d'une réélaboration approfondie et d'une synthèse des principales techniques de méditation orientale et de méthodes de relaxation occidentales qui permettent de sensibiliser l'état de conscience et de valoriser le potentiel individuel.

La sophrologie s'adresse tant aux personnes en bon état de santé qu'aux personnes souffrant de pathologies, et peut être pratiquée à tout âge et quel que soit la condition physique. Elle est très utile dans le traitement des addictions, des maladies psychosomatiques et des névroses, mais aussi en tant que discipline de soutien dans les activités infantiles et du sport.

Le but principal de la sophrologie est d'atteindre un équilibre psychophysique par la mise en place d'un état de relaxation profonde du corps entre la veille et le sommeil, appelé seuil ou niveau sophroliminal.

En partant du présupposé que l'être humain est une unité indivisible corps-esprit, on travaille à niveau physique, mais de façon spécifique pour renforcer la conscience et changer la perception de la réalité. En pratiquant la sophrologie, on retrouve une conscience de la corrélation entre le corps, le mental et l'esprit, et on comprend que la perception que l'on a des événements est relative et peut être modifiée. Ceci se traduit en une attitude positive et en une meilleure résistance au stress et aux agressions quotidiennes (physiques et psychiques).

La sophrologie nous apprend à mieux nous connaître, à nous redécouvrir, à contrôler et à gérer nos pensées de façon positive, à développer nos capacités individuelles de concentration et de gestion du stress. Elle nous permet d'acquérir une meilleure connaissance de notre propre potentiel mental et reconstruit notre confiance en nous-même. De cette façon, nous pouvons atteindre un équilibre intérieur et une condition de bien-être global.

QU'EST-CE QUE LA SOPHROLOGIE ?

HISTOIRE DE LA SOPHROLOGIE

Créée en 1960 par le neuropsychiatre Alfonso Caycedo spécialisé en hypnose, cette discipline n'a cessé de s'affirmer depuis. En effet, déjà dans les années 1970, elle était pratiquée en milieu médical et paramédical et enseignée dans les facultés de psychiatrie d'une soixantaine de pays.

Le Dr Caycedo pratiquait l'hypnose en complément des traitements psychiatriques de l'époque (par exemple, sur des patients ayant subi des électrochocs) en milieu hospitalier en Espagne. Mais bientôt, il décide de rechercher une méthode alternative, plus rigoureuse du point de vue scientifique. En 1960, Caycedo crée le terme « sophrologie » et fonde la Société de sophrologie à Madrid.

Sa rencontre avec le psychiatre suisse Ludwig Binswanger (1881-1966) est fondamentale, car ce

dernier lui permet d'approfondir la phénoménologie du philosophe autrichien Edmund Husserl
(1859-1938). Appliquée aux phénomènes de la
conscience, la phénoménologie vise à surmonter
le dualisme esprit-corps et sens-intellect. Il s'agit
d'une approche qui privilégie l'expérience pour
appréhender un phénomène dans son essence
première, en partant du présupposé que les phénomènes sont « tels qu'ils sont » et que l'on peut
atteindre leur réalité par la conscience.

Il fait ensuite un voyage de deux ans en Orient
(au Tibet, en Inde et au Japon) où il étudie les
pratiques du yoga, du zen et de la méditation,
qui agissent simultanément sur le corps et sur
l'esprit. L'union de l'approche psychique et corporelle de la conscience devient le fondement
de la sophrologie. Il commence à exercer cette
nouvelle science, comme il la définit, au niveau
clinique, à l'hôpital Santa Isabel à Madrid. C'est
aussi le début d'une longue période de recherches
et d'expérimentations. La sophrologie caycé-
dienne® se caractérise par l'approche holistique
(c'est-à-dire globale) de la personne et permet
d'atteindre un équilibre général corps-esprit.

C'est à partir de 1967 que la sophrologie se définit dans sa forme et devient une méthode efficace, en adoptant des notions d'autres techniques comme :

- la méthode Coué, qui vise à l'épanouissement de la pensée positive par l'autosuggestion ;
- la relaxation progressive de Jacobson (médecin américain, 1888-1983) pour le relâchement musculaire ;
- le training autogène de Schultz (1884-1970) qui permet une relaxation par l'autosuggestion.

La sophrologie commence à attirer l'attention du monde médical après le premier congrès mondial sur le sujet, tenu à Barcelone en 1970. Quelques années plus tard, la discipline élargit son spectre d'intervention et s'ouvre aux secteurs de la prévention sociale. En France s'opère un décloisonnement vis-à-vis de la formation en sophrologie, qui n'était alors accessible qu'aux médecins.

Une vingtaine d'années plus tard est créée la Fondation Alfonso Caycedo, dont le siège se trouve dans la principauté d'Andorre. La Sofrocay, dirigée par la fille de Caycedo, la psychiatre Natalia Caycedo, est un organisme de contrôle et de garantie de toutes les écoles en Europe (une cinquantaine d'écoles en Belgique, Espagne, France, Italie, Portugal et Suisse).

À partir de ce moment, la sophrologie commence à se diversifier. Si d'un côté, l'école caycédienne® (l'appellation a été déposée et brevetée à l'Organisation mondiale de la propriété intellectuelle en 1989) va poursuivre son parcours à orientation philosophique et spirituelle, d'autres courants, plus axés sur l'utilisation thérapeutique sociale de la sophrologie, commencent à se déployer en France. Ces différents courants s'éloignent (plus ou moins) des pratiques de la sophrologie caycédienne® et se différencient par l'adoption d'autres techniques telles que le cognitivisme, la PNL (programmation neurolinguistique), les massages, le yoga, etc.

Aujourd'hui, bien que très répandue dans le monde entier, la sophrologie est reconnue officiellement par plusieurs facultés de psychiatrie, mais n'est toujours pas réglementée. Il existe néanmoins un syndicat de sophrologues qui veille à ce que ses membres soient en possession de qualifications professionnelles valables.

UNE DISCIPLINE POUR LE RENFORCEMENT DE LA CONSCIENCE

L'objectif de la sophrologie est la recherche de la conscience et des valeurs de l'existence, d'où sa devise initiale : « *Ut conscientia noscatur* » (« pour que la conscience soit reconnue », in Chéné (Patrick-André), *Sophrologie. Fondements et méthodologie*, tome I, Paris, Ellébore, 2008, p. 96). En somme, la sophrologie étudie la conscience humaine et son potentiel à travers l'exécution de techniques psychophysiques, dans le but d'effectuer de la prévention, de la thérapie, des interventions pédagogiques et de réhabilitation dans le secteur de l'hygiène mentale et des maladies psychosomatiques, à niveau social, mais aussi clinique.

Mais qu'est-ce que la conscience ? Selon Caycedo, il s'agit d'une énergie vitale, universelle et transcendante, qui intègre les deux structures, psychique et physique, d'une personne et la « rassemble » ainsi en une seule unité existentielle.

La sophrologie et le mythe de la caverne de Platon

La célèbre allégorie de Platon (philosophe grec, Vᵉ siècle av. J.-C.), dans son dialogue intitulé *La République*, donne une représentation de la condition d'ignorance de l'humanité. Caycedo s'en est inspiré pour définir la sophrologie et le rôle de chaque acteur de la méthode, le sophrologue et le sophronisant.

Des hommes sont enchaînés dans la semi-obscurité d'une caverne depuis leur enfance. Ils ne peuvent apercevoir que des ombres, qu'ils pensent être la réalité. Un jour, l'un d'eux est conduit à la lumière. D'abord aveuglé, il voit progressivement le monde extérieur et ne veut plus retourner à son état initial, celui d'esclavage. Si toutefois il retournait dans la caverne dans le but de libérer ses semblables, il ne réussirait plus à y voir, étant donné que ses yeux ont été habitués à la lumière. De plus, ses anciens compagnons ne le croiraient pas : ils le prendraient pour un fou et se dresseraient contre lui. Ils ne pourraient pas croire que ce qu'ils voient ne sont que des illusions, que la vraie réalité est en dehors de la caverne.

Selon Caycedo, la sophrologie permet de se libérer de ses chaînes et de sortir de la caverne en élevant sa conscience afin de voir ce qui est vrai et ce qui n'est que projection, illusion. Le sophronisant est comme un chercheur de vérité, le sophrologue est le guide dans son voyage de libération et de découverte de soi-même.

Une nouvelle conscience de soi-même

La pratique régulière de la sophrologie aide la personne à développer positivement la conscience de son propre corps, de son esprit, des états émotionnels et des valeurs personnelles. Ce parcours de découverte de soi, à travers de simples exercices de relaxation et de visualisation, permet le développement progressif d'attitudes positives, envers soi-même et les autres, donc du bien-être, de l'optimisme et de l'enthousiasme pour la vie. Certaines techniques peuvent apporter de la vitalité et de l'énergie, d'autres aident à la détente. En général, la pratique régulière aide à développer l'attention, la concentration ainsi que la mémoire et mène à l'équilibre psychophysique.

SECTEURS D'INTERVENTION DE LA SOPHROLOGIE

La sophrologie est appliquée en milieu médical et paramédical (sophrologie clinique) et au niveau social (sophrologie socioprophylactique, c'est-à-dire de prévention). Chacun de ces secteurs d'intervention a ses domaines d'applications.

- **Dans le cadre médical :** traitement des maladies physiques, psychiques, préparation à l'accouchement, préparation à une intervention chirurgicale, rééducation physiothérapeutique.
- **Dans le cadre pédagogique :** pour augmenter l'estime de soi, la concentration et la mémoire, améliorer la gestion des situations d'agressivité et de violence.
- **Dans le secteur du sport :** pour augmenter la performance, la concentration et la motivation, contrôler la peur, favoriser une meilleure circulation sanguine et une récupération de la fatigue musculaire plus aisée.
- **Dans le cadre personnel :** traitement de la difficulté relationnelle, gestion des situations conflictuelles, des addictions, du stress, renforcement de la confiance en soi et épanouissement personnel.

- **Dans le milieu professionnel :** gestion du personnel et du stress, renforcement de la motivation au travail, optimisation de la concentration et de la lucidité mentale.

Généralement, les séances, de groupe ou individuelles, s'adressent aussi bien aux adultes qu'aux adolescents. Elles sont mises en place dans le traitement de diverses problématiques, dont les plus fréquentes sont :

- la gestion de la colère et des émotions ;
- la gestion du stress ;
- le traitement des maladies du comportement alimentaire ;
- le traitement des troubles du sommeil ;
- l'amélioration de la qualité de vie.

PRINCIPES DE BASE DE LA SOPHROLOGIE

LA MÉTHODOLOGIE PROGRESSIVE

La sophrologie consiste en une réélaboration des principales techniques de relaxation utilisées en Orient, dont on a isolé le « principe actif » (par exemple, l'attention aux points de contact du corps) pour en renforcer les effets. On a pu ainsi établir une série d'exercices de base utilisés dans le rééquilibre psychophysique et une centaine d'exercices spécifiques, plutôt basés sur l'auto-observation, qui visent à traiter des problèmes et différentes pathologies (par exemple, des problèmes liés au stress, mais aussi le renforcement pulmonaire ou de la microcirculation sanguine).

En général, on subdivise les techniques sophrologiques en deux catégories : les techniques dynamiques (exercices physiques) et les techniques statiques (visualisations et méditations). Parmi les premières, on retrouve ce que l'on appelle

la sophronisation (relaxation physique et détente mentale) et les 12 degrés des relaxations
dynamiques, qui, à leur tour, sont subdivisés en
plusieurs sous-degrés.

La méthodologie de l'entraînement sophrologique se déroule progressivement. Les relaxations dynamiques et les techniques spécifiques
permettent au sophronisant de suivre à son
rythme trois étapes distinctes :

- la phase de découverte ;
- la phase de conquête ;
- la phase de transformation.

En pratique, dans l'entraînement sophrologique,
on conjugue les relaxations dynamiques et les
techniques spécifiques, choisies selon la problématique du sophronisant. Chaque séance se
déroule selon un ordre précis : sophronisation,
relaxation dynamique/technique spécifique,
désophronisation.

Le sophrologue établit un programme en fonc-
tion de l'objectif du sophronisant, qui comprend
des techniques de découverte pendant les
premières séances, pour ensuite passer à des
exercices de conquête et de transformation.

LA RELAXATION DYNAMIQUE

La relaxation dynamique se structure en une série d'exercices subdivisés en degrés. La sophrologie caycédienne® en a développé 12, mais les quatre premiers sont reconnus par toutes les écoles de sophrologie :

- le premier degré (RD1) améliore la concentration et la perception de son corps ;
- le second degré (RD2) renforce la connaissance physique de soi ;
- le troisième degré (RD3) initie à la méditation et s'effectue toujours en présence du sophrologue ;
- le quatrième (RD4) développe les valeurs existentielles et individuelles de la personne, et se pratique généralement en groupe.

Selon l'école caycédienne®, la relaxation dynamique se divise en trois cycles :

- le cycle réductif (relaxations dynamiques de 1er, 2e, 3e et 4e degré), c'est-à-dire la phase concentrative durant laquelle le sophrologue enseigne à la personne à percevoir la contraction des muscles nécessaires au mouvement ;

- le cycle radical (relaxations dynamiques de 5ᵉ, 6ᵉ, 7ᵉ et 8ᵉ degré), c'est-à-dire la phase contemplative, qui se base sur la contemplation du corps ;
- le cycle existentiel (relaxations dynamiques du 9ᵉ, 10ᵉ, 11ᵉ et 12ᵉ degré), c'est-à-dire la phase méditative qui, bien qu'inspirée par le zen, n'a pas de caractère sacré ou spirituel.

C'est par la répétition vivantielle (la répétition des vivances) d'une même relaxation dynamique que l'on progresse d'une phase à l'autre.

LA VIVANCE PHRONIQUE

La vivance est le terme créé par Caycedo pour exprimer la rencontre phénoménologique du corps et de l'esprit dans la conscience, c'est-à-dire un processus qui amène le sophronisant à vivre une expérience où les phénomènes émergent naturellement et sont intégrés à la conscience. Didier-Patrick Beudaert définit et exemplifie la vivance comme suit :

La vivance est favorisée par toutes les techniques sophrologiques. C'est par la répétition vivantielle, la répétition des vivances, que s'opère la transformation de nos structures internes et que l'on se rapproche d'un rapport corps-esprit équilibré.

LE SCHÉMA CORPOREL COMME RÉALITÉ VÉCUE

En sophrologie, la notion de schéma corporel comprend l'image du corps, c'est-à-dire la représentation objective du corps dans le temps et dans l'espace, mais aussi la représentation subjective, c'est-à-dire l'image de soi liée à l'aspect affectif et émotionnel, à son histoire ou à des influences socioculturelles. Le schéma corporel est en somme une sorte de conscience corporelle, mais aussi une réalité vécue, fondamentale dans l'existence humaine, étant donné que tout (sensations, émotions, etc.) passe par le corps.

Ces deux représentations peuvent être en déséquilibre et le schéma corporel peut alors en être perturbé. Des techniques de prise de conscience qui visent à faire ressentir le corps à travers ses sensations constituent le premier degré de relaxation dynamique.

Grâce à l'entraînement sophrologique, le sophronisant commence à développer une nouvelle connaissance et conscience de soi. Il commence à s'accepter dans son unicité et à s'ouvrir positivement à l'environnement qui l'entoure, ce qui ne manque pas d'avoir des effets bénéfiques dans sa vie relationnelle et affective.

L'ACTION POSITIVE

En sophrologie, on estime que toute action positive qui affecte le mental se répercute sur le corps et inversement. Par positif, l'on entend tout ce qui éveille la vitalité et la conscience, ainsi que ce qui engendre la santé, y compris des sensations et émotions qui naissent de situations quotidiennes (par exemple, le café le matin, mais aussi des souvenirs du passé).

Les techniques sophrologiques visent à renforcer ce qui est positif et vital, afin d'activer un effet global d'épanouissement personnel.

LE NIVEAU SOPHROLIMINAL

Il s'agit d'un niveau de conscience entre veille et sommeil, où le cerveau est calme et réceptif et où l'on vit l'expérience d'un état de conscience relaxé, mais vigilant. C'est un état qui permet le conditionnement de notre conscience, étant donné que l'imagination et la concentration y sont très actives. Il s'agit donc aussi d'un moment très délicat que l'on peut néanmoins utiliser pour renforcer les facteurs positifs de notre existence.

Toute séance de sophrologie débute par une entrée au niveau sophroliminal, à travers les exercices de la sophronisation de base.

LE *TERPNOS LOGOS*

Terpnos logos est une expression du grec ancien qui signifie littéralement « parole douce », (monotone, monocorde), déjà mentionnée par Platon dans le dialogue de *Charmide* (vers 388 av. J.-C.) comme moyen thérapeutique agissant sur le *thymos* (concept platonicien qui renvoie à l'élan de vie) en engendrant la sophrosyne (autre concept décrivant un état de calme et de concentration suprême de l'esprit, qu'on pourrait traduire par « modération » ou « tempérance »).

En sophrologie, l'expression s'applique au discours d'accompagnement du sophrologue, caractérisé par un ton neutre, un débit lent, un volume sonore constant et modéré ainsi que par un langage stéréotypé (par l'utilisation de certaines formules répétitives) mais aussi personnalisé (par l'utilisation d'un vocabulaire spécifique qui aide à préserver l'autonomie du sophronisant). Il est marqué par des pauses – appelées « pauses d'intégration » – à la fin de chaque exercice, qui permettent au sophronisant d'assimiler l'expérience qu'il vient de vivre. Le *terpnos logos* est l'outil fondamental du sophrologue pour guider le sophronisant dans les exercices sophrologiques.

COMMENT PRATIQUER LA SOPHROLOGIE ?

La pratique d'un entraînement sophrologique comprend une partie de travail sous la super-vision d'un sophrologue et une partie de travail de développement personnel à exécuter chaque jour chez soi. Ces exercices sont déterminés par le sophrologue selon l'objectif souhaité par le sophronisant et vont évoluer progressivement chaque semaine.

Pour pratiquer ces exercices, il faut pouvoir s'isoler 10 à 20 minutes dans un environnement tranquille et éviter toute forme de distraction possible (téléphone, fenêtres ouvertes, etc.).

Dans la partie qui se développe pendant la séance avec le sophrologue, celui-ci guidera le patient dans l'exécution des exercices qui l'amèneront à changer son comportement selon l'objectif souhaité.

Le rapport entre le patient et le sophrologue est un rapport de collaboration. Il n'y a pas de contact physique, rien n'est imposé. Le traitement suit une évolution progressive personnalisée. Le sophrologue est en somme un guide professionnel pour l'accès à des niveaux de conscience supérieurs.

Avant d'entamer les séries d'exercices, le sophrologue fait l'entretien présophronique, c'est-à-dire une anamnèse, un entretien préliminaire où il pose des questions au sophronisant pour bien cerner son état de santé mentale et physique, mais aussi pour avoir un aperçu de sa vie en tant qu'être humain avec une histoire personnelle, un environnement familial spécifique, une vie quotidienne, etc. Parfois, cette étape se réalise via un questionnaire détaillé qui permet aux personnes ayant des difficultés à s'exprimer de répondre de façon précise.

Ensuite, le sophronisant choisit une position confortable et suit les indications que le sophrologue lui donne d'une voix douce et lente (le *terpnos logos*). En général, une séance suit l'ordre de sophronisation de base (relaxation dynamique et/ou technique spécifique, désophronisation).

À la fin de chaque séance, le sophrologue remet des enregistrements (en général par e-mail) et des dessins, qui peuvent servir de support au patient lors des exercices qu'il pratiquera chez lui.

Il existe différentes approches concernant le protocole à suivre lors d'une séance de sophrologie. Par exemple, l'école caycédienne® n'admet ni décor ni musique, contrairement à d'autres sophrologues qui les utilisent comme éléments actifs dans leur travail.

On trouve dans le commerce de nombreux ouvrages et manuels ainsi que des CD-Roms qui permettent de pratiquer des séances en toute autonomie. En tout cas, bien que certains exercices (notamment ceux du premier degré de relaxation dynamique et certaines techniques spécifiques) soient aisément praticables même chez soi, un parcours sophrologique complet n'est possible qu'avec l'accompagnement d'un spécialiste.

<u>**À VOUS DE JOUER !**</u>

Dans un parcours sophrologique, il est toujours conseillé de tenir un journal (voir exemple ci-dessous) où noter l'évolution de l'entraînement sur une semaine, c'est-à-dire toutes les impressions, sensations et réflexions émergées lors de l'entraînement, mais aussi des remarques sur d'éventuelles conséquences qui peuvent survenir en état de veille et pendant le sommeil.

	1	2	3	4	5	6	7
Jour							
Heure							
Exercice							
Impressions positives							
Impressions négatives							
Remarques/ état de veille							
Remarques/ sommeil							

LA RESPIRATION ABDOMINALE

La respiration abdominale constitue un exercice préliminaire à tout entraînement sophrologique, mais c'est aussi une pratique efficace pour se détendre que l'on peut pratiquer à tout instant et partout. C'est la respiration naturelle du bébé, que l'on retrouve chez l'adulte pendant le sommeil. Elle est très apaisante, calme et assouplit le diaphragme.

Pendant la journée, choisissez un endroit où vous pourrez être tranquille pendant quelques minutes et installez-vous dans une position confortable (assis, couché ou même debout). Commencez par respirer en gonflant uniquement le ventre, en inspirant l'air par le nez, puis dégonflant le ventre en expirant toujours par le nez, en gardant un rythme lent et profond. Il est nécessaire de s'entraîner progressivement chaque jour, pendant au moins une semaine. Au début, quelques minutes suffisent. Ensuite, la pratique deviendra naturellement plus aisée et vous pourrez la prolonger tant que vous voudrez.

Les bienfaits de la respiration abdominale se verront petit à petit pendant l'état de veille, mais aussi pendant le sommeil.

LA SOPHRONISATION DE BASE ET LA DÉSOPHRONISATION

La sophronisation est l'entrée en pratique de chaque entraînement sophrologique. Elle consiste en des exercices de visualisation, guidés par la voix du sophrologue, visant à détendre progressivement le corps. Elle permet de se relaxer, physiquement et mentalement, afin d'atteindre le niveau sophroliminal. C'est le moment qui accompagne chaque relaxation dynamique ou technique spécifique.

La désophronisation est l'étape conclusive de l'exercice, avec la reprise du tonus musculaire et le retour à la vigilance par des exercices de respiration profonde, des mouvements oculaires et des étirements.

PRATIQUER LA SOPHRONISATION DE BASE CHEZ SOI

Pour procéder à la sophronisation de base abrégée (environ 5 minutes) chez soi, il vous faudra enregistrer au préalable le *terpnos logos* de la séance. Le but est de relâcher chaque partie du corps en commençant par la tête (cuir chevelu, front et tempes, sourcils, racine du nez, paupières et les globes oculaires, joues, mâchoires, lèvres, intérieur de la bouche, langue), puis en passant au dos (omoplates, colonne vertébrale, région dorsale et lombaire, cage thoracique, ceinture abdominale), au bassin, aux cuisses, aux genoux, aux jambes, pour finir par les pieds.

Pendant l'exercice, il faudra relâcher la respiration et se concentrer sur les différentes sensations qui émergeront, en gardant une attitude curieuse et ouverte.

Préparez maintenant votre texte, que vous lirez lentement, d'une voix douce et monocorde, en respectant les pauses après chaque zone. Voici un exemple, que vous pourrez bien sûr personnaliser à votre guise :

> « *Nous nous installons confortablement, puis fermons nos yeux... Prenons du temps pour nous centrer... Nous pouvons relâcher chaque partie de notre corps par notre respiration... Nous détendons d'abord notre tête... Et notre visage... (etc.) Nous prenons conscience de cette partie du corps... Puis nous relâchons les muscles du cou... de nos épaules... de nos bras... (etc.) Nous prenons conscience de cette partie du corps... Nous*

À la fin de l'exercice, il vous faudra aussi inclure une partie de désophronisation, par exemple :

« Nous pouvons commencer notre désophronisation... Nous pouvons prendre quelques respirations profondes, bouger progressivement nos muscles, en nous étirant... Puis, doucement, nous allons ouvrir nos yeux. »

Vous êtes maintenant prêt(e)s à exécuter l'exercice. Installez-vous confortablement, faites quelques minutes de respiration abdominale et suivez les indications de votre enregistrement.

La sophronisation de base abrégée est un moyen de relaxation simple et efficace pour améliorer l'équilibre général.

QUELQUES EXERCICES DE SOPHRONISATION DE BASE

Exercice de réoxygénation

Inspirez profondément en gonflant le ventre et haussez en même temps vos épaules. Gardez l'air pendant quelques secondes, puis relâchez les épaules en soufflant. Répétez cette séquence au minimum trois fois, en vous détendant chaque fois un peu plus. Ensuite, asseyez-vous et observez la sensation agréable de la reprise de la circulation sanguine dans les jambes.

Exercice pour renforcer la perception de spatialité

Assis(e), le dos bien droit, installez votre respiration abdominale, puis procédez à une sophronisation de base. Une fois atteint le niveau sophroliminal, inspirez profondément en gonflant le ventre et levez lentement les bras jusqu'à hauteur des épaules. Retenez votre respiration et les bras dans cette position pendant quelques instants, en vous visualisant dans l'espace. Ensuite, soufflez profondément par la bouche en vidant votre ventre et en baissant lentement les bras. Pendant ce temps, essayez de visualiser le mouvement que vous effectuez.

Répétez cette séquence trois fois en observant la différence entre tension et détente, les sensations que vous éprouvez ainsi que votre perception de la spatialité qui se modifie petit à petit. Marquez une pause d'intégration. Terminez par une désophronisation.

LES TECHNIQUES SPÉCIFIQUES

Complémentaires aux techniques de relaxation, ces techniques visent des objectifs précis, comme le renforcement ou la diminution d'une émotion. Elles sont subdivisées en quatre grandes catégories :

- les techniques du présent, c'est-à-dire comment vivre la présence d'un phénomène, par exemple la capacité à se détendre ou la gestion des émotions désagréables (voir Exercice pour renforcer une qualité, Exercice de sophro-déplacement du négatif, et Exercices sophrologiques pour améliorer le sommeil) ;

- les techniques de prétérisation, qui s'appuient sur des images ou situations positives du passé pour prendre conscience et développer la maîtrise d'un phénomène (voir <u>La sophro-présence du positif</u> et <u>Exercice pour renforcer la vitalité</u>) ;
- les techniques de futurisation, qui permettent de se préparer à un événement futur (voir <u>La sophro-projection future</u> et <u>Exercices sophrologiques pour le stress</u>) ;
- les techniques de totalisation, qui visent à une intégration totale en associant le passé, le présent et le futur. Ces derniers sont assez complexes et ne sont donc pas accessibles à des débutants.

Exercice pour renforcer une qualité

Cet exercice doit être pratiqué deux fois par jour, pendant la journée. Assis(e) confortablement avec le dos bien droit, commencez l'exercice en installant la respiration abdominale, puis procédez à la sophronisation de base. Une fois atteint le niveau sophroliminal, concentrez-vous sur une qualité que vous voulez renforcer. Mentionnez-la mentalement à chaque expiration. Quand vous vous sentirez satisfait(e), procédez à la désophronisation en bougeant petit à petit vos muscles et en respirant profondément.

Exercice de sophro-déplacement du négatif

Voici un simple exercice qui peut être pratiqué de façon autonome et quotidienne, pour gérer son stress ou diminuer l'intensité d'une émotion. Cet exercice fait partie de la catégorie des techniques spécifiques de sophro-déplacement du négatif, appartenant à la catégorie du présent. Le négatif représente tout ce qui nuit à notre existence et se traduit par des tensions au niveau physique et par la présence d'idées parasites au niveau mental.

Grâce à cet exercice, on déplace à l'extérieur tout le négatif présent dans le corps. Assis(e) ou debout, après avoir pratiqué une sophronisation de base, inspirez et gardez l'air dans vos poumons en contractant légèrement les muscles de la partie supérieure du corps, en observant où se situent des tensions ou éventuellement des douleurs. En expirant, relâchez complètement les muscles, en laissant vos tensions vous quitter.

En respirant normalement, imaginez que le négatif s'évade symboliquement de votre corps vers l'extérieur. Vous pouvez vous concentrer sur une image, par exemple de la fumée ou un nuage sombre qui s'envole loin de vous. Répétez l'exercice trois fois tout en observant comment vous vous sentez.

Exercices sophrologiques pour améliorer le sommeil

Les troubles du sommeil sont un signal de perturbation de notre équilibre psychophysique. Souvent, ils sont causés par une mauvaise façon de vivre notre état d'éveil : mauvaise alimentation, peu d'exercice physique, trop de stress. Le premier pas pour bien dormir, c'est de bien respirer. Une respiration consciente va oxygéner notre organisme, ce qui se traduira par une élimination plus facile des toxines, une détente musculaire et un renforcement du système immunitaire.

Pratiquer la respiration abdominale plusieurs fois par jour est déjà un très bon moyen pour arriver, au moment du coucher, prêt(e) à se détendre complètement. Un bon conseil est de faire des micropauses d'une minute pendant la journée, pendant lesquelles vous pratiquerez l'exercice de réactivation du taux d'oxygène.

Si néanmoins vous avez encore des pensées parasites qui vous empêchent de fermer les yeux le soir venu, essayez les exercices suivants :

- couché(e) dans votre lit, pratiquez la respiration abdominale et la sophronisation de base. Une fois que le niveau sophroliminal est atteint, prenez conscience de la position de votre corps, des points de contact de votre corps avec le matelas, de la sensation des draps sur la peau. Procédez ensuite à un exercice de sophro-déplacement du négatif : imaginez qu'avec chaque expiration, une partie de la tension est rejetée dehors, tous les soucis et pensées négatives quittent votre corps comme un petit nuage ou une fumée. Répétez l'exercice trois fois ;
- en inspirant, comptez mentalement jusqu'à trois, puis expirez en comptant jusqu'à quatre, ensuite jusqu'à trois en maintenant légèrement le souffle, avec vos poumons vides, puis recommencez. Effectuez cet exercice à votre rythme jusqu'à ressentir une sensation de calme. Procédez maintenant à une so-

phro-présence du positif : imaginez-vous dans un endroit que vous aimez, un endroit où vous vous sentez heureux et tranquille. Utilisez vos cinq sens, prenez le temps de vous immerger dans cet endroit. Accueillez la sensation positive de paix qui devient de plus en plus présente en vous, imaginez que vous l'inhalez par votre nez et qu'en expirant, cette sensation se diffuse dans votre corps.

La sophro-présence du positif

Il s'agit d'un exercice dynamisant qui permet d'activer la présence du positif dans le corps. Le positif est tout ce qui nous apporte du bien-être : émotions, sensations, souvenirs. Cet exercice permet de reconnaître ce qui apporte du positif dans notre vie et d'en augmenter les effets. Les conséquences directes sont une augmentation de la confiance en soi, un état de bien-être général et une attitude positive face à la vie quotidienne.

Assis(e) avec le dos bien droit, après avoir pratiqué une sophronisation de base, inspirez et gardez l'air dans vos poumons en contractant légèrement les muscles de la partie supérieure du corps, en observant où se situent des tensions ou éventuellement des douleurs. En expirant, relâchez complètement les muscles, en laissant vos tensions vous quitter.

Maintenant, évoquez une image, une situation ou un mot que vous associez au concept de positif. L'ayant choisi, vous allez l'associer à la respiration : à chaque inspiration, vous l'accueillez tandis qu'à chaque expiration, vous le diffusez dans toute la partie supérieure du corps. Répétez l'exercice au moins cinq fois, en observant ses effets bénéfiques. Ensuite, concentrez-vous sur cette sensation de bien-être qui irradie votre corps. Pratiquez une désophronisation pour retourner à l'état de vigilance.

Exercice pour renforcer la vitalité

Voici un entraînement de sophronisation dynamisante classique, que l'on peut pratiquer pendant la journée, de préférence le matin après le petit-déjeuner.

Ayant installé la respiration abdominale et atteint le niveau sophroliminal de la sophronisation de base, vous allez procéder à un exercice de sophro-présence du positif. Les yeux fermés, imaginez que vous vous trouvez dans un endroit très ensoleillé. Imaginez que chaque fois que vous inspirez l'air, vous inspirez aussi les rayons du soleil, l'énergie chaude et vivante du soleil. Avec chaque expiration, imaginez que cette énergie se répand partout, qu'elle réchauffe et éveille tout votre corps et que depuis votre tête, elle coule dans vos bras, vos épaules, vos jambes, vos pieds. Maintenez cette visualisation pendant quelques minutes avant de procéder à la désophronisation.

La sophro-projection future

Cet exercice appartient à la catégorie des techniques de futurisation qui visent à développer et à intégrer au présent les capacités dont on aura besoin lors d'une situation future. Il s'agit d'une technique de préparation pour vivre sereinement et pleinement un moment précis (par exemple un examen ou un accouchement). Voici un entraînement sophrologique comprenant un exercice de sophro-projection future que vous pourrez pratiquer en toute autonomie.

Assis(e), le dos bien droit, procédez d'abord par une sophronisation de base. Une fois atteint le niveau sophroliminal, procédez à un sophro-déplacement du négatif. Ensuite, vous pourrez passer à la sophro-projection future. Il vous faudra pour cela avoir préparé et enregistré un *terpnos logos* comme suit :

> « Nous pouvons maintenant nous concentrer sur la situation future pour laquelle nous souhaitons nous préparer… Nous nous imaginons en train de vivre cette situation, sans nous focaliser sur des détails, mais en suivant son évolution comme si nous étions en train de regarder une histoire… Nous nous y imaginons en train de le vivre sereinement, en pleine maîtrise de nos émotions, de nos sentiments… Nous pouvons nous imaginer cette situation telle que l'on souhaiterait la vivre… Nous pouvons peut-être voir différents aspects de cette situation, comprendre quelles capacités nous pourrions activer pour y faire face… Concentrons-nous sur la sensation de tranquillité de cette image, laissons cette sensation de bien-être se diffuser dans notre corps, dans notre esprit… »

Marquez une pause d'intégration. Terminez par une désophronisation.

Exercices sophrologiques pour le stress

Le stress, le problème le plus fréquent dans la société contemporaine, est traité par des sophrologues professionnels spécialisés en séances individuelles ou de groupe. Pendant ces séances, on apprend à se décharger du stress, mais aussi à le prévenir et à améliorer ainsi sa qualité de vie à tout niveau : professionnel, familial, sentimental et relationnel.

Plus spécifiquement, on analyse les conséquences du stress dans la vie quotidienne, on prend conscience des dynamiques qui le déclenchent aux niveaux physique et psychique et on apprend des techniques pour le prévenir et le combattre, mais aussi pour développer une attitude plus positive dans la vie de tous les jours.

Voici deux exercices qui vous permettront de vous préparer à affronter une situation stressante.

- Assis(e) avec le dos droit, après avoir installé la respiration abdominale, procédez à la sophronisation de base. Une fois atteint le niveau sophroliminal, passez à un exercice de sophro-déplacement du négatif. Ensuite, vous pourrez créer une sophro-projection future d'un moment de bonne gestion du stress. Il vous faudra choisir une situation stressante/anxiogène sur laquelle vous allez vous concentrer. Vous pouvez préparer un texte de *terpnos logos*, par exemple le suivant :

> « Nous pouvons nous imaginer une situation de stress dans le futur… Choisissons un moment, un événement qui pourrait nous causer du stress… Nous nous projetons complètement dans ce moment… Nous nous imaginons en train de le vivre en pleine conscience, nous nous imaginons respirer tranquillement, en maîtrisant nos émotions… Prenons maintenant un peu de recul vis-à-vis de ce moment pour y voir plus clair… Nous pouvons réfléchir tranquillement à ce moment, à ce qui pourrait nous inquiéter et aux éventuelles solutions que l'on pourrait choisir… Maintenant, nous pouvons revenir à ce moment et nous imaginer en train de le vivre avec confiance et sérénité… Nous pouvons ressentir ce sentiment de tranquillité… »

Pour terminer, procédez à une désophronisation. Cet exercice renforce la capacité d'adaptation et peut se répéter plusieurs fois par jour en vue de bien se préparer à affronter une situation stressante.

- L'exercice des couleurs. Voilà une méthode très simple et efficace que l'on peut pratiquer avant toute situation potentiellement stressante, pour apaiser le mental et le corps. Elle utilise la visualisation des couleurs de l'arc-en-ciel associées aux qualités des sept chakras (selon certaines cultures orientales, centres d'énergie situés sur la ligne médiane du corps).

  Après quelques minutes de respiration abdominale et de sophronisation de base, fermez les yeux et visualisez successivement chaque couleur de l'arc-en-ciel : le rouge, l'orange, le jaune, le bleu, l'indigo (bleu foncé) et le violet. Cela peut s'effectuer en visualisant un objet de chaque couleur, quelque chose que vous associez à une sensation de plaisir ou de bonheur. Pendant que vous pensez à une couleur, associez-la à un état positif comme dans la liste suivante.

  - Rouge : détente physique.
  - Orange : détente émotionnelle.
  - Jaune : détente mentale.
  - Vert : paix intérieure.
  - Bleu : amour et compassion.
  - Indigo : éveil.
  - Violet : reconnexion avec le spirituel.

Pour terminer l'exercice, il vous faudra reprendre la suite des couleurs dans le sens inverse (violet, reconnexion avec le spirituel ; indigo : éveil ; etc.). Marquez une pause pour savourer la sensation de sérénité qui s'est installée en vous. Terminez par une désophronisation.

FAQ

EST-CE QUE LA SOPHROLOGIE EST LA MÊME CHOSE QUE L'HYPNOSE ?

Non. La sophrologie se base sur une philosophie qui ne pratique pas l'hypnose et le niveau d'autonomie du patient est différent, étant donné qu'il peut pratiquer des exercices sophrologiques tout seul, sans l'accompagnement d'un sophrologue.

EST-CE QUE LA SOPHROLOGIE EST ÉQUIVALENTE À LA MÉDITATION, AU YOGA OU À LA PSYCHANALYSE ?

Non. La sophrologie est une méthode scientifique, qui respecte les croyances personnelles des pratiquants. Elle ne représente pas un chemin spirituel comme le yoga ou la méditation. Elle n'interprète pas, comme la psychanalyse, mais dynamise le positif dans l'existence de l'individu.

EST-CE QUE L'ON PEUT PRATIQUER LA SOPHROLOGIE SANS L'AIDE D'UN SOPHROLOGUE ?

Non. Bien qu'un parcours sophrologique compte aussi une partie de travail personnel à exécuter chaque jour, la présence du sophrologue est fondamentale pour réaliser un parcours sophrologique complet et atteindre un objectif précis. Le sophrologue établira le programme détaillé et progressif des exercices à effectuer et sera le « guide » dans le voyage du sophronisant.

QUI PEUT PRATIQUER LA SOPHROLOGIE ET COMMENT ?

Toute personne, de tout âge et de toute condition physique peut pratiquer la sophrologie. Il n'y a pas de prérequis, et il suffit d'être habillé de façon confortable et de disposer d'un endroit tranquille où s'isoler chaque jour au minimum pendant une dizaine de minutes.

COMBIEN DE TEMPS PEUT DURER UN PARCOURS SOPHROLOGIQUE ?

La durée du traitement dépend de la problématique que l'on souhaite traiter. En général, une thérapie de minimum huit semaines, avec une séance hebdomadaire d'une heure, permet d'atteindre des résultats positifs vis-à-vis de questions spécifiques (par exemple la gestion du stress, le renforcement de l'estime de soi ou la gestion des émotions). Certains problèmes, comme les crises de panique ou la dépression, peuvent nécessiter un parcours plus long. Chaque parcours est personnel, donc chaque patient parcourt sa propre voie de guérison.

COMMENT SE DÉROULE UN PARCOURS SOPHROLOGIQUE ?

Après un premier entretien présophronique, le sophrologue établit le programme à suivre et enseigne progressivement des exercices au patient, parfois en les enregistrant (ces enregistrements sont ensuite envoyés au patient par e-mail pour qu'il puisse les utiliser comme support aux exercices à pratiquer chez soi). Entre

10 et 20 minutes par jour suffisent pour répéter en toute autonomie la technique apprise lors de la séance. Mais il est nécessaire de pratiquer les exercices régulièrement.

COMMENT DEVIENT-ON SOPHROLOGUE CAYCÉDIEN ?

Pour devenir sophrologue professionnel, il est nécessaire de suivre une formation en sophrologie caycédienne et de se spécialiser ensuite en sophrologie clinique/sociale/en gestion du stress et du développement personnel. Ces formations sont organisées par des instituts délégués par la Sofrocay®, l'Académie internationale de sophrologie caycédienne siégeant dans la principauté d'Andorre.

Votre avis nous intéresse !
Laissez un commentaire sur le site de votre librairie en ligne et partagez vos coups de cœur sur les réseaux sociaux !

POUR ALLER PLUS LOIN

SOURCES BIBLIOGRAPHIQUES

- Académie de sophrologie caycédienne® Bruxelles – Luxembourg, in *sophrologie.be*, consulté le 27 novembre 2017. http://www.sophrologie.be/

- ALIOTTA (Catherine), *Manuel de sophrologie. Fondements concepts et pratique*, Paris, InterÉditions, 2014.

- BEUDAERT (Didier-Patrick), « Les théories et principes du Professeur A. Caycedo », in *sophrologieclinique.fr*, consulté le 19 décembre 2017. http://www.sophrologieclinique.fr/ix-les-theories-et-principes-du-professeur-a-caycedo/

- CHAPELLE (Cindy), *La sophrologie pour les nuls*, Paris, First Éditions, 2011.

- CHÉNÉ (Patrick-André), *Sophrologie. Fondements et méthodologie*, tome I, Paris, Ellébore, 2008.

- DAVROU (Yves), *La sophrologie facile. 30 exercices simples, relaxants et dynamisants*, Paris, Marabout, 1986.

- ETCHELECOU (Bernard), *Comprendre et pratiquer la sophrologie*, Paris, InterÉditions, 2009.

- La chambre syndicale de la sophrologie, in *chambre-syndicale-sophrologie.com*, consulté le 27 novembre 2017. https://www.chambre-syndicale-sophrologie.fr/

- PAYEN DE LA GARANDERIE (Agnès), *La sophrologie*, Paris, Eyrolles, 2009.

- SERRAT (Carole), *La sophrologie c'est malin*, Paris, Leduc.S Éditions, 2014.

- Sofrocay. Académie internationale de sophrologie caycédienne, in *sofrocay.com*, consulté le 27 novembre 2017. http://www.sofrocay.com/

Éditeur responsable : Lemaitre Publishing
Avenue de la Couronne 159 | BE-1050 Bruxelles
info@lemaitre-editions.com

ISBN ebook : 978-2-8080-0699-6
ISBN papier : 978-2-8080-0700-9
Dépôt légal : D/2017/12603/920
Photo de couverture : © grey – Fotolia.com

Conception numérique : Primento,
le partenaire numérique des éditeurs.